P. JANET

LE SUBCONSCIENT

Estratto da " SCIENTIA „ Rivista di Scienza
Vol. VII, Anno IV (1910), N. XIII-1

BOLOGNA
NICOLA ZANICHELLI

LONDON   PARIS   LEIPZIG
WILLIAMS AND NORGATE   FELIX ALCAN   WILHELM ENGELMANN

"SCIENTIA„

(RIVISTA DI SCIENZA)

Organo internazionale di sintesi scientifica - Revue internationale de synthèse scientifique
International Review of Scientific Synthesis - Internationale Zeitschrift für wissenschaftliche Synthese

DIRECTION:

G. Bruni - A. Dionisi - F. Enriques - A. Giardina - E. Rignano

"*SCIENTIA*„ a été fondée en vue de contrebalancer les fâcheux effets de la spécialisation scientifique à outrance. Elle ne traite que des sujets d'ordre tout à fait général et vise surtout aux rapports qui unissent les différentes sciences entre elles: elle tend par là à la sinthétisation et unification de la science. Par ses *Articles* se rapportant aux branches les plus diverses de la recherche théorique, depuis les mathématiques jusqu'à la sociologie, par ses *Notes Critiques* sur les questions fondamentales le plus à l'ordre du jour, par ses *Comptes Rendus* de tous les ouvrages scientifiques d'intérêt général, par ses *Revues Générales* des derniers progrès dans chaque branche de la science, par ses *Analyses* des articles les plus importants parus sur les autres principaux périodiques de tout le monde, par sa *Chronique* des Congrès et de tous les autres événements de haute importance scientifique, — elle cherche en outre à donner l'idée la plus complète de l'ensemble du mouvement scientifique contemporain.

"*SCIENTIA*„ fait appel, pour le développement de son programme, à la coopération des autorités scientifiques les plus éminentes de tous les pays. L'accueil favorable qu'elle a rencontré auprès de celles-ci, la collaboration tont-à-fait internationale et de premier ordre qu'elle a réussi à s'assurer, et la diffusion si large qu'elle a gagnée en peu de temps dans tout le monde ont démontré combien son programme correspondait à un vrai besoin du monde savant actuel.

"*SCIENTIA*„ publie ses articles dans la langue de leurs auteurs. Mais depuis Janvier 1909 au texte principal est joint **un supplément avec la traduction française de tous les articles originaux allemands, anglais et italiens.** Toutes les autres rubriques sont en français ou, elles aussi, traduites en français.

4 livraisons par an de 250 à 300 pages chacune

(Pour les abonnements et les renseignements aux auteurs voir la page 3 de la couverture)

Vol. VII, Anno IV (1910)   Numero XIII - 1

"SCIENTIA„

RIVISTA DI SCIENZA

Organo internazionale di sintesi scientifica - Revue internationale de synthèse scientifique
International Review of Scientific Synthesis - Internationale Zeitschrift für wissenschaftliche Synthese

SOMMARIO ANALITICO

BOLOGNA
NICOLA ZANICHELLI

LONDON   PARIS   LEIPZIG
WILLIAMS AND NORGATE   FÉLIX ALCAN   WILHELM ENGELMANN

Direzione e Redazione: Milano, Via Aurelio Saffi, 11.

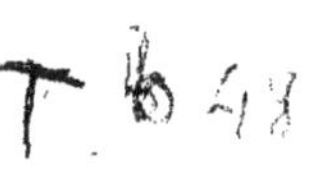

Articles déjà publiés par "SCIENTIA „

Arrhenius, S. (Stockholm): *Die Unendlichkeit der Welt (L' univers infini)*.

Asher, L. (Bern): *Die Beziehungen zwischen Struktur und Funktion im tierischen Organismus (Les relations de la structure et la fonction dans l' organisme animal)*.

Bohn, G. (Paris): *Le psychisme chez les animaux inférieurs*.

Bonar, J. (Ottawa - Canada): *Home trade and foreign trade (Commerce intérieur et commerce international)*.

Bonnesen, T. (Kopenhagen): *La réforme de l' enseignement des mathématiques élémentaires*.

Borel, É. (Paris): *Le continu mathématique et le continu physique*.

Bortkiewicz, L. (Berlin): *Die statistischen Generalisationen (Les généralisations statistiques)*.

Bottazzi, F. (Napoli): *La chimica fisica e la fisiologia (Chimie physique et physiologie)*.

Boruttau, H. (Berlin): *Die innere Sekretion (La sécrétion interne)*.

Boutroux, P. (Poitiers): *L' évolution des mathématiques pures*.

Brunhes, B. (Clermont Ferrand): *La diversité de fortune des deux principes de la thermodynamique*.

Bruni, G. (Padova): *Le soluzioni solide (Les solutions solides)*.

— *La chimica fisica nei suoi rapporti con le scienze biologiche (La chimie physique dans ses rapports avec les sciences biologiques)*.

Bryan, G. H. (Bangor): *Diffusion and dissipation of energy (Diffusion et dissipation de l' énergie)*.

Carver, T. N. (Cambridge - U. S. A.): *The english classical school of political economy (L' école classique anglaise d' économie politique)*.

— *Diminishing returns and value (Diminution du rendement et de la valeur)*.

Castelnuovo, G. (Roma): *Il valore didattico della matematica e della fisica (La valeur didactique des mathématiques et de la physique)*.

Caullery, M. (Paris): *La méthode et les critères de la morphologie*.

Ciamician, G. (Bologna): *Problemi e metodi della chimica organica (Problèmes et méthodes de la chimie organique)*.

Claparède, E. (Genève): *La fonction du sommeil*.

Cunningham, W. (Cambridge - England): *Impartiality in history (L' impartialité de l' historien)*.

Darwin, G. H. (Cambrige - England): *The rigidity of the earth (La rigidité de la terre)*.

Delage, Y. (Paris): *La parthénogénèse expérimentale et les propriétés des solutions électrolytiques*.

De Marchi, L. (Padova): *Che cos' è la terra? (Qu' est-ce que la terre?)*.

— *Teorie geologiche: come si formano le montagne (Théories géologiques: comment se forment les montagnes)*.

Demoor, J. (Bruxelles): *À propos du mécanisme des phénomènes d' irritabilité*.

Dionisi, A. (Modena): *Il concetto di malattia (Le concept de maladie)*.

Doelter, C. (Wien) : *Die Anwendung des physikalischen Chemie auf Mineralogie und Geologie (La chimie physique appliquée à la minéralogie et à
la géologie).*

Driesch, H. (Heidelberg) : *Die Physiologie der individuellen organischen Formbildung (La physiologie du développement de la forme organique indi-
viduelle).*

Ebstein, W. (Göttingen) : *Zur Geschichte der Entwicklung des Krankheitsbe-
griffes (Pour l'histoire du concept de maladie).*

Edgeworth, F. Y. (Oxford) : *On the use of differential calculus in economics
(De l'usage du calcul différentiel en économie politique).*

Enriques, F. (Bologna) : *Heterodox science and its social function (La science
héterodoxe et sa fonction sociale).*

— *Le principe d'inertie et les dynamiques non-newtoniennes.*

— *L'università italiana (L'université italienne).*

— *La riforma dell' università italiana (La reforme de l'université italienne).*

— *Il principio di ragion sufficiente nella costruzione scientifica (Le principe de raison suffisante dans la construction scientifique).*

— *Razionalismo e storicismo (Rationalisme et historisme).*

— *La teoria dello stato e il sistema rappresentativo (Le théorie de l'état
et le système représentatif).*

Enriques, P. (Bologna) : *La morte (La mort).*

— — — — et **Gortani**, M. (Bologna) : *La successione degli strati e la teoria
dei periodi geologici (La succession des couches et la théorie des périodes
géologiques).*

Fabry, Ch. (Marseille) : *La théorie électromagnétique de l'univers.*

Fano, Gino (Torino) : *La geometria non-euclidea (La géométrie non-eucli-
dienne).*

Fano, Giulio (Firenze) : *Chimica e biologia (Chimie et biologie).*

Foà, P. (Torino) : *Il significato biologico dei tumori (La signification biologique des tumeurs).*

Francé, R. H. (München) : *Das Reaktionsvermögen der Pflanze (Le pouvoir
de réaction des plantes).*

Fredericq, L. (Liège) : *De la coordination organique par action chimique.*

Galeotti, G. (Napoli) : *Le teorie sulla immunità (Les théories sur l'immunité).*

Gini, C. (Bologna) : *Che cos' è la probabilità? (Qu' est-ce que la probabilité?).*

Giuffrida-Ruggeri, V. (Napoli) : *Il pithecanthropus erectus e l'origine della
specie umana (Le pithecanthropus erectus et l'origine de l'espèce humaine).*

Haberlandt, G. (Gratz) : *Ueber Bewegung und Empfindung im Pflanzenreich
(Du mouvement et de la sensibilité dans le règne végétal).*

Hartog, M. (Cork) : *The dynamics of mitotic celldivision (La dynamique de
la division cellulaire mitotique).*

Höber, R. (Kiel) : *Die biologische Bedeutung der Kolloide (La valeur biologique des colloïdes).*

Janet, P. (Paris) : *Le subconscient.*

Jespersen, O. (Gentofte - Danemarck) : *Origin of linguistic species (L'origine des espèces linguistiques).*

Kidd, B. (Oxford - England) : *The two capital laws of sociology (Les deux
lois fondamentales de la sociologie).*

Landry, A. (Paris) : *Les trois théories principales de la population.*

— *L' école économique autrichienne: I. Histoire de l' école; ses conceptions méthodologiques. II Ses théories. Conclusion.*

Le Dantec, F. (Paris): *Comment se pose la question de l' hérédité des caractères acquis.*

Lehmann, O. (Karlsruhe): *Scheinbar lebende fliessende Kristalle, künstliche Zellen und Muskeln (Cristaux fluides ayant une apparence de vie organique; cellules et muscles artificiels).*

Levi, A. (Firenze): *Il pensiero scientifico europeo nel secolo decimonono (La pensée scientifique en Europe au XIX siècle).*

Loria, A (Torino): *L' indirizzo storico nella scienza economica (Le point de vue historique dans la science économique).*

Lowell, P. (Flagstaff, Arizona - U. S. A.): *Mars (Mars).*

Meillet, A. (Paris): *Linguistique historique et linguistique générale.*

Oppenheimer, F. (Berlin). *Wesen und Entstehung des Kapitalismus (L' essence et l' origine du capitalisme).*

Ostwald, W. (Leipzig): *Zur modernen Energetik (De l' énergétique moderne).*

Pareto, V. (Losanne): *L' économie et la sociologie au point de vue scientifique.*

Picard, E. (Paris): *La mécanique classique et ses approximations successives.*

Pikler, J. (Budapest): *Über die biologische Funktion des Bewusstseins (Sur la fonction biologique de la conscience).*

Pizzetti, P. (Pisa): *Le misurazioni fisiche e la teoria degli errori d' osservazione (Les mesurages physiques et la théorie des erreurs d' observation).*

Poincaré, H. (Paris): *L' avenir des mathématiques.*

Rabaud, É. (Paris): *L' évolution tératologique.*

Raffaele, F. (Palermo): *Il concetto di specie in biologia: I. Avanti e in Darwin; II. La critica post-darviniana (Le concept d' espèce en biologie: I. Avant et chez Darwin; II. La critique post-darwinienne).*

Reinach, S. (Paris): *De l' influence des images sur la formation des mythes.*

Rey, A. (Paris): *La possibilité d' une méthode positive dans la théorie de la connaissance.*

Riccobono, S. (Palermo): *L' influenza del cristianesimo nella codificazione di Giustiniano (L' influence du christianisme dans la codification de Justinien).*

Rignano, E. (Milano): *La mémoire biologique en énergétique.*

— *Qu' est-ce que la conscience?*

— *Il fenomeno religioso (Le phénomène religieux).*

— *Le matérialisme historique.*

Ritz, W. (Göttingen): *Die gravitation (La gravitation).*

— *Du rôle de l' éther en physique.*

Rosa, D. (Firenze): *Delle leggi che regolano la variabilità filogenetica (Des lois qui gouvernent la variabilité phylogénétique).*

Rouse, W. H. D. (Cambridge): *Classical work and method in the twentieth century (Les études classiques pendant le XXe siècle).*

Russell, E. S. (Gourock - England): *The evidence of natural selection (Les preuves de l' existence d' une selection naturelle).*

Sagnac, Ph. (Lille): *De l' importance relative des faits économiques dans l' évolution historique.*

Schiaparelli, G. (Milano): *I primordi dell' astronomia presso i Babilonesi (La naissance de l' astronomie chez les Babyloniens).*

— *I progressi dell' astronomia presso i Babilonesi (Les progrès de l'astronomie chez les Babyloniens).*

Scialoja, V. (Roma) : *L' arbitrio del legislatore nella formazione del diritto positivo (L' arbitraire du législateur dans la formation du droit positif).*

Seeliger, H. (München) *Über die Anwendung der Naturgesetze auf das Universum.*

Sergi, G. (Roma) : *Lacune nella scienza antropologica (Quelques lacunes dans la science anthropologique).*

Simmel, H. (Berlin) : *Beiträge zur Philosophie der Geschichte (Quelques considérations sur la philosophie de l' histoire).*

Soddy, F. (Glasgow) : *The parent of radium (Le père du radium).*

Solla, R. (Pola) : *Die Pflanzenphysiologie in ihren Beziehungen zu den anderen Wissenschaften (La physiologie végétale et ses rapports avec les autres sciences).*

Sombart, W. (Breslau) : *Die Entstehung der Städte im Mittelalter (L' origine des villes au moyen âge).*

Sommerfeldt, E. (Tübingen) : *Grundlagen der theoretischen Kristallographie (Les bases de la cristallographie théorique).*

Suess, F. E. (Wien) : *Moderne Theorien der Erdbeben und Vulkane (Les théories modernes sur les tremblements de terre et les volcans).*

Supino, C. (Pavia) : *Il carattere delle leggi economiche (Le caractère des lois économiques).*

Tannery, J. (Paris) : *Questions pédagogiques : L' enseignement secondaire.*

Uexküll, J. v. (Heidelberg) : *Die neuen Fragen in der experimentellen Biologie (Nouvelles questions de la biologie expérimentale).*

Volterra, V. (Roma) : *Il momento scientifico presente e la nuova Società Italiana per il progresso delle scienze (Le moment scientifique présent et la nouvelle Société Italienne pour l' avancement des sciences).*

Walden, L. (Riga) : *Ueber das Wesen des Lösungsvorganges und die Rolle des Mediums (Sur la nature du processus de solution et le rôle du solvant).*

Wallerant, F. (Paris) : *Les liquides cristallisés.*

Westermark, E. (Helsingfors) : *The origin of religious celibacy (Les origines du célibat religieux).*

Wiesner, J. (Wien) : *Der Lichtbedarf der Pflanze (La quantité de lumière nécessaire à la plante).*

Zeeman, P. (Amsterdam) : *L' origine des couleurs du spectre.*

Zeuthen, G. H. (Kopenhagen) : *Quelques traits de la propagation de la science de génération en génération.*

Zeigler, H. E. (Jena). *Die natürliche Zuchtwal (La sélection naturelle).*

Ziehen, H. (Frankfurt a. M.) : *Die Kultur der Gegenwart (La culture intellectuelle de notre temps).*

Sommaires des numéros déjà parus

Première Année (1907)

Première Livraison — (N. I)

E. Picard - *La mécanique classique et ses approximations successives.* — **W. Ostwald** - *Zur modernen Energetik.* — **G. Ciamician** - *Problemi e metodi della chimica organica.* — **F. Raffaele** - *Il concetto di specie in biologia: 1.° Avanti e in Darwin.* — **H. E. Ziegler** - *Die natürliche Zuchtwahl.* — **C. Supino** - *Il carattere delle leggi economiche.* — **W. Cunningham** - *Impartiality in history.* — **J. Tannery** - *Questions pédagogiques: l' enseignement secondaire.* — Rassegne di Fisica e di Fisiologia di **O. M. Corbino** e **F. Bottazzi**. — Analisi critiche - Notizie.

Deuxième Livraison — (N. II)

L. De Marchi - *Che cos' è la Terra?* — **F. Wallerant** - *Les liquides cristallisés.* — **F. Raffaele** - *Il concetto di specie in biologia: 2.° La critica post-darwiniana.* — **H. Driesch** - *Die Physiologie der individuellen organischen Formbildung.* — **R. Solla** - *Die Pflanzenphysiologie in ihren Beziehungen zu den anderen Wissenschaften.* — **V. Pareto** - *L' économie et la sociologie au point de vue scientifique.* — **T. N. Carver** - *The english classical school of political economy.* — **F. Enriques** - *Heterodox science and its social function.* — **G. Castelnuovo** - *Il valore didattico della matematica e della fisica.* — Rassegne di Fisica e di Chimica di **O. M. Corbino** e **G. Bruni**. — Analisi critiche - Notizie.

Troisième Livraison — (N. III)

P. Pizzetti - *Le misurazioni fisiche e la teoria degli errori d' osservazione.* — **F. Enriques** - *Le principe d' inertie et les dynamiques non-newtoniennes.* — **E. Sommerfeldt** - *Grundlagen der theoretischen Kristallographie.* — **Y. Delage** - *La parthénogénèse expérimentale et les propriétés des solutions électrolytiques.* — **P. Enriques** - *La morte.* — **M. Hartog** - *The dynamics of mitotic cell-division.* — **E. Claparède** - *La fonction du sommeil.* - **A. Landry** - *L' école économique autrichienne: I. Histoire de l' école. Ses conceptions méthodologiques.* — **W. Sombart** - *Die Entstehung der Städte in Mittelalter.* — Rassegna di Fisiologia di **F. Bottazzi**. — Analisi critiche — Notizie.

Quatrième Livraison — (N. IV)

V. Volterra - *Il momento scientifico presente e la nuova Società Italiana per il progresso delle scienze.* — **C. Fabry** - *La théorie électromagnétique de l' univers.* — **P. Walden** - *Ueber das Wesen des Lösungsvorganges und die Rolle des Mediums.* — **G. Fano** - *Chimica e biologia.* — **J. Wiesner** - *Der Lichtbedarf der Pflanze.* — **V. Giuffrida-Ruggeri** - *Il pithecanthropus erectus e l'origine della specie umana.* — **E. Rignano** - *Qu'est-ce que la conscience?* — **A. Landry** - *L' école économique autrichienne: II. Ses théories. Conclusion.* — **B. Kidd** - *The two capital laws of sociology.* — **E. Westermarck** - *The origin of religious celibacy.* — **T. Bonnesen** - *La réforme de l' enseignement des mathématiques élémentaires.* — Rassegna di Fisica di **T. Levi-Civita**. — Analisi critiche - Notizie.

Sommaires des numéros déjà parus

Deuxième Année (1908)

Première Livraison — (N. V)

C. **Fabry** - *La théorie électromagnétique de l'univers.* — G. H. **Bryan** - *Diffusion and dissipation of energy.* — C. **Doelter** - *Die Anwendung der physikalischen Chemie auf Mineralogie und Geologie.* — E. **Rabaud** - *L'évolution tératologique.* — W. **Ebstein** - *Zur Geschichte der Entwicklung des Krankeitsbegriffes.* — P. **Foà** - *Il significato biologico dei tumori.* — A. **Loria** - *L'indirizzo storico nella scienza economica.* — B. **Kidd** - *The two principal laws of sociology.* — F. **Enriques** - *L'università italiana.* — Rassegne di Fisica e di Fisiologia di L. **De Marchi** e F. **Bottazzi**. — Nota critica di H. **Piéron** (*Le sommeil comme phénomène de convergence physiologique*). — Analisi critiche - Notizie.

Deuxième Livraison — (N. VI)

G. **Schiaparelli** - *I primordi dell' astronomia presso i Babilonesi.* — W. **Ritz** - *Du rôle de l'éther en physique.* — G. H. **Bryan** - *Diffusion and dissipation of energy.* — G. **Haberlandt** - *Ueber Bewegung und Empfindung im Pflanzenreich.* — A. **Dionisi** - *Il concetto di malattia.* — F. **Oppenheimer** - *Wesen und Entstehung des Kapitalismus.* — C. **Gini** - *Che cos' è la probabilità?* — F. **Enriques** - *La riforma dell'università italiana.* — Nota critica di E. **Rignano** (*Le psychisme des organismes inférieurs*). — Analisi critiche di G. **Milhaud** - H. **Liebmann** - E. **Repossi** - B. **Dessau** - E. S. **Russell** - A. **Loria**. — Rassegna di Fisica di O. M. **Corbino** (*L'assorbimento della luce nei cristalli e l'influenza del campo magnetico*). — Rivista delle Riviste - Notizie.

Troisième Livraison — (N. VII)

H. **Poincaré** - *L'avenir des mathématiques.* — G. **Schiaparelli** - *I progressi dell' astronomia presso i Babilonesi.* — G. **Bruni** - *Le soluzioni solide.* — J. v. **Uexküll** - *Die neuen Fragen in der experimentellen Biologie.* — M. **Caullery** - *La méthode et les critères de la morphologie.* — H. **Boruttau** - *Die innere Sekretion.* — E. **Rignano** - *Le matérialisme historique.* — W. H. D. **Rouse** - *Classical work and method in the twentieth century.* — Nota critica di F. **Enriques** (*Un caso d'indeterminazione nella meccanica*). — Analisi critiche di L. **De Marchi** - E. S. **Russell** - J. **Anzolat** - G. **Vailati** - A. **Landry** - F. **Enriques**. — Rassegna di Fisiologia di F. **Bottazzi** (*Fisiologia della nutrizione*). — Rivista delle Riviste - Notizie.

Quatrième Livraison — (N. VIII)

A. **Levi** - *Il pensiero scientifico europeo nel secolo decimonono.* — G. **Fano** - *La geometria non-euclidea.* — O. **Lehmann** - *Scheinbar Lebende Fliessende Kristalle, künstliche Zellen und Muskeln.* — F. **Le Dantec** - *Comment se pose la question de l'hérédité des caractères acquis.* — D. **Rosa** - *Delle leggi che reggono la variabilità filogenetica.* — F. **Oppenheimer** - *Wesen und Entstehung des Kapitalismus.* — J. **Bonar** - *Home trade and foreign trade.* — A. **Meillet** - *Linguistique historique et linguistique générale.* — Analisi critiche di F. **Severi** - G. **Bruni** - E. S. **Russell** - F. **Enriques** - C. **Supino** - G. **Jona**. — Rassegna di Fisica di O. M. **Corbino** (*Le nuove ricerche sulla emanazione del radio*). — Rassegna di Fisiologia di F. **Bottazzi** (*Pressione osmotica e meccanismi regolatori di essa negli organismi viventi*). — Rivista delle Riviste - Notizie.

Sommaires des numéros déjà parus

Troisième Année (1909)

Première Livraison — (N. IX)

Deuxième Livraison — (N. X)

Troisième Livraison — (N. XI)

Quatrième Livraison — (N. XII)

Voir dans les pages précédentes les sommaires des autres numéros déjà parus et la liste par ordre alphabétique de tous les articles publiés jusqu' ici.

P. JANET

LE SUBCONSCIENT

Estratto da "SCIENTIA" Rivista di Scienza
VOL. VII, Anno IV (1910), N. XIII-1

BOLOGNA
NICOLA ZANICHELLI

LONDON
WILLIAMS AND NORGATE

PARIS
FÉLIX ALCAN

LEIPZIG
WILHELM ENGELMANN

Bologna - Stabilimento Poligrafico Emiliano

Les études sur *l'inconscient* sont fort anciennes: ce sont
des études de métaphysique sur la possibilité d'une intelligence différente de l'intelligence humaine, indépendante de
la conscience et de ses conditions telles que nous les constatons en nous-mêmes. Les recherches sur *le subconscient* sont, au
contraire, beaucoup plus récentes: ce sont des études cliniques
et psychologiques qui ont pris naissance à propos des diffi-
cultés que soulevait l'interprétation de certains troubles men-
taux tout particuliers. Le mot « subconscient », si l'on s'en
tient à la signification que je lui donnais quand j'en ai proposé
l'usage en 1886-1889, se borne à résumer les caractères singuliers que présentent à l'observateur certains troubles de la
personnalité au cours d'une névrose particulière, de l'hystérie.
Il me semble utile de rappeler cette signification primitive
pour éviter de s'engager dans des recherches stériles qui se
sont greffées sur ces premières études et pour comprendre les
véritables problèmes que l'on peut examiner fructueusement
à propos du subconscient.

I.

Les troubles de la notion de la personnalité se rencontrent
très fréquemment dans les études de psychiatrie. On ne constate pas seulement des troubles dans la conception que les
malades se font de leur propre personne, quand ils prétendent,
par exemple, être un roi ou un animal; on rencontre aussi des
altérations curieuses dans la conscience que les sujets ont de
leurs propres phénomènes psychologiques, dans l'assimilation,

l' incorporation de tel ou tel phénomène au sentiment qu'ils ont de leur propre personne. Il est incontestable, en effet, qu'il se fait en nous un certain classement des phénomènes psychologiques: les uns sont rattachés au groupe des phénomènes du monde extérieur, les autres sont groupés autour de l'idée de notre personne. Cette idée, juste ou non, qui est probablement en grande partie un produit de notre éducation sociale, devient un centre autour duquel nous rangeons certains faits, tandis que d'autres sont mis en dehors de nous.

Sans discuter la valeur et la nature de cette répartition, telle qu'elle est faite chez l'homme à peu près normal, je constate simplement que certains malades rattachent mal à leur personnalité certains phénomènes que les autres hommes n'hésitent pas à considérer comme tout à fait personnels. Dans le délire de la fièvre typhoïde, une de mes malades me disait: « Songez donc à mon pauvre mari, qui a si mal à la tête: regardez mes enfants, qui souffrent tant au ventre: on leur ouvre le ventre ». Elle rattachait à d'autres personnes des sensations de souffrance que d'ordinaire nous n'hésitons pas à rattacher à nous-mêmes. On rencontre bien plus souvent encore une illusion un peu différente chez ces malades très nombreux que j'ai décrits sous le nom de *psychasténiques*. Beaucoup d'entre eux répètent sans cesse: « Ce n'est pas moi qui agis, ce n'est pas moi qui ai fait cela, ce sont mes mains qui l'ont fait toutes seules...., ce n'est pas moi qui mange, ce n'est pas moi qui parle..., ce n'est pas moi qui sens, ce n'est pas moi qui souffre, ce n'est pas moi qui entends..., etc.[1] ». Il est facile de constater que chez ces malades les mouvements sont en réalité corrects, que les diverses sensations, même les sensations kinesthésiques et même les sensations viscérales sont parfaitement conservées. Mais le sujet déclare cependant ne pas les rattacher à sa personnalité; dans la mesure où il le peut, il se comporte comme s'il ne les avait pas à la disposition de sa personne. Un malade de ce genre décrit récemment par M. Séglas déclarait n'avoir aucune mémoire, et autant que possible, se conduisait comme s'il avait perdu tous les souvenirs, quoiqu'il fût facile de

---

[1] Cf. à ce propos les observations que j'ai publiées souvent, *Névroses et idées fixes*, 1898, II, p. 62: *Obsessions et psychasténie*, 1903, I, p. 28, 307 II, p. 40, 351.

prouver qu'il n'avait en réalité rien oublié [1]. Le trouble apparent de la mémoire, comme précédemment le trouble apparent des sensations et des mouvements, n'est ici qu'un trouble dans le développement de l'idée et du sentiment de la personnalité.

Un des derniers cas que j'ai eu l'occasion d'observer est, sur ce point, tout à fait démonstratif. Il s'agit d'un jeune homme de 18 ans que j'ai pu présenter à la Société de psychologie de Paris dans l'une de ses dernières séances. Dans un petit papier qu'il apporte avec lui, Dr.... nous expose comment il a toujours été disposé, depuis l'âge de sept ans, à de singuliers troubles de l'esprit. Il raconte qu'à cet âge il avait déjà des anxiétés, des terreurs, à la pensée du ver solitaire, du cancer, de l'appendicite, qu'il éprouvait de grandes émotions à propos des problèmes philosophiques, de l'infini, du néant, de la mort, de l'âme, de la pensée, de la folie, etc.. Mais c'est à partir de l'âge de onze ans que les troubles se sont précisés.

Il prétend qu'à cet âge il s'est aperçu que les objets du monde extérieur se transformaient graduellement. Ils devenaient singuliers, drôles, étranges, en tous cas différents de ce qu'ils étaient autrefois. Au début, les objets anciennement connus restaient à peu près les mêmes, seuls les objets nouveaux présentaient ce caractère d'étrangeté: J'ai souvent insisté sur cette difficulté plus grande de la perception des objets nouveaux. Peu à peu le trouble s'est étendu à tous les objets sans distinction; le malade a beaucoup de peine à nous faire comprendre ce qu'il appelle l'étrangeté des objets. « Si nous voyons un cyclope devant nous, dit-il, nous sommes surpris de lui voir un seul œil au milieu du front, parce que ce n'est pas l'habitude de voir les hommes ainsi faits. Eh bien, tous les objets étaient pour moi comme des cyclopes: ils n'étaient pas de la même façon que les objets habituels... c'est bien cela, j'avais perdu l'habitude, le sentiment que les objets étaient habituels... ». D'ordinaire, ce sentiment d'étrangeté se complique d'autres sentiments d'irréalité et de rêve. Le malade ne semble pas avoir été jusque là, parce que assez rapidement, dans ces dernières années, le sentiment pathologique s'est transformé et que les préoccupations du malade se sont portées sur un autre point.

---

[1] *Journal de psychologie normale et pathologique*, mars 1907, p. 97.

Les objets sont devenus un peu moins bizarres, ou du moins Dr... s'en préoccupe moins; mais c'est lui-même qui est devenu étrange et irréel. Il sent qu'il a perdu toute volonté, toute activité, et il va nous raconter tout cela d'une manière amusante. « Depuis longtemps, je ne veux plus rien: si il s'agissait de moi, je ne ferais absolument rien du tout, je ne parlerais même pas. Je ne me remue pas, je ne fais aucun mouvement. Cependant, me direz-vous, vous marchez, puisque vous êtes venu ici ce soir, vous parlez. Cela est vrai, mais je n'y comprends rien. Ce n'est pas moi qui agis, je me vois agir, je m'apparais à moi-même; je m'entends parler, c'est un autre qui parle, une machine qui parle à ma place. Je suis un pantin, un canard de Vaucanson, je suis surpris moi-même de la précision de l'automate ». Il soutient aussi qu'il n'a plus aucune sensibilité, qu'il ne s'émeut absolument de rien. Et cependant il souffre si on le pince, et vous pouvez constater avec moi que toutes ses sensibilités sans exception sont conservées d'une manière parfaite. Cependant il s'entête. « C'est la sensibilité morale qui est perdue, ce n'est pas moi qui sens. Je ne m'intéresse pas à ce que je semble sentir; c'est un autre que moi qui sent mécaniquement ». Il résume la situation par un ensemble d'idées qui deviennent chez lui singulièrement obsédantes. « Au fond, je ne suis plus vivant, je suis un mort qui erre sur la terre, un mort qui remue... c'est bizarre, je le sais bien et je n'y comprends rien moi-même... Je suis comme un mort, ou, si vous voulez, je ressemble à un mort, je suis un mort vivant... Je ne suis ni plus, ni moins qu'une bête anéantie à petit feu... ». Nous pouvons interroger le malade pour lui faire varier indéfiniment ses métaphores sans qu'il puisse parvenir à nous expliquer bien de quoi il s'agit. Il y a évidemment dans ses expression une part d'idées obsédantes et de théories qu'il a faites sur lui-même, mais il y a une grande part de sentiments profonds très singuliers que nous retrouvons chez beaucoup de malades. Des cas de ce genre ont été autrefois étudiés par Krishaber, en 1873, sous le nom de névropathie cérébro-cardiaque. Une belle observation tout à fait identique à celle-ci a été publiée par Ball en 1882. Comme chez Dr..., les troubles avaient commencé par le sentiment d'étrangeté et d'irréalité du monde et avaient amené quelques années après le sentiment de la disparition du moi. J'ai réuni moi-même, dans divers ouvrages, une collection de cas semblables. Il était intéressant d'y ajouter celui-ci.

Le langage de ces malades psychasténiques semble bizarre et même contradictoire; c'est que, chez eux, le trouble de la personnalité n'est point total. Il se manifeste nettement dans certaines opérations que l'on pourrait appeler supérieures, dans le jugement de reconnaissance par lequel l'attention rattache le nouveau contenu mental à l'ancien, dans le langage avec réflexion, dans l'action volontaire. Mais les opération élémentaires de la personnalité semblent être conservées: la conscience, cet acte par lequel une multiplicité et une diversité d'états est rattachée à une unité, semble subsister. Le sujet déclare sans doute que ce n'est pas lui qui se souvient de cet acte, que ce n'est pas lui qui voit cet arbre, mais il s'en souvient tout de même, mais il continue à le voir. Du moins il est manifeste pour nous que cet individu continue à voir l'arbre, puisqu'il nous décrit les changements qui se passent en lui et qu'il nous dit: « l'arbre est vert, ses feuilles remuent, mais ce n'est pas moi qui le vois ». Le trouble de la perception personnelle ne semble pas être profond.

Ce caractère incomplet du trouble de la personnalité se retrouve dans tous les accidents de ces malades psychasténiques. Ils ont des obsessions, mais ils ne délirent pas complètement et reconnaissent toujours l'absurdité de ces idées obsédantes; ils ont des impulsions, mais ne les exécutent pas; ils ont des phobies des actes, mais jamais de véritables impuissances ou de véritables paralysies; ils ont des doutes interminables, mais non de véritables amnésies. C'est un trait de leur caractère de n'aller au bout d'aucun symptôme et ce caractère incomplet du trouble de leur personnalité rentre dans une loi générale.

II

Il existe une autre psychose dont tous les symptômes pourraient être mis en parallèle exact avec ceux de la psychasténie, c'est l'hystérie [1]. Cette maladie mentale a justement comme caractère essentiel d'exagérer, de pousser à l'extrême tous les symptômes précédents. Au lieu des obsessions précé-

---

[1] J'ai essayé d'établir ce parallèle dans mon dernier ouvrage sur « *Les névroses* », 1909.

dentes avec doute, il y a dans le somnambulisme monoidéique
des hystériques des idées fixes qui se développent à l'extrême
avec hallucinations et impulsions complètes; au lieu des doutes
consécutifs, il y a de véritables amnésies, au lieu des phobies
on se trouve en présence de paralysies complètes. Il est donc
intéressant de voir la forme que va prendre dans l'hystérie
le trouble de la personnalité que nous venons de voir incomplet dans la maladie précédente. Sans doute, quelques hystériques expriment de temps en temps à propos de certaines
sensations des jugements analogues à ceux des psychasténiques
et nous disent comme eux: « vous avez pincé mon bras, mais
ce n'est pas moi qui le sens ». Mais cette manière de s'expri-
mer est très rare chez les hystériques. Le plus souvent on
observe chez eux une autre attitude qui nous force à admettre
l'existence d'un trouble de la personnalité un peu différent
du précédent.

Les faits que je désire rappeler à ce sujet se présentent
à propos des opérations de la mémoire, de l'activité volontaire
et de la perception. A la suite de certaines crises dans les-
quelles les idées fixes se sont développées surabondamment
et complètement sous forme de sentiments, d'actes et d'hallucinations, et que nous avons appelées des somnambulismes
monoidéiques, le sujet se comporte comme s'il ignorait complètement ce qui vient de se passer; il ne met pas ses souvenir
en doute, il ne les déclare pas étrangers à sa personne, il
n'en parle pas du tout, il les ignore. Je connais un malade
qui, dans des crises de somnambulisme vole divers objets et
va les cacher dans plusieurs endroits. Au réveil, il est absolument
incapable de retrouver ces objets et il s'est trouvé plusieurs
fois à ce propos dans des situations très désagréables. Voici,
comme preuve de l'importance de ces oublis, un fait très
remarquable. Une femme de 35 ans, que je viens d'étudier
récemment, s'est enfuie de chez elle à la suite d'une scène
de ménage. Dans un état d'esprit bizarre, elle a quitté Paris,
s'est rendue à Marseille, puis à Nice et a même failli s'em-
barquer pour l'Algérie. Elle a été recueillie et soignée par
des amis qui l'ont ramenée à Paris. Or, pendant son absence,
son mari avait profité de cette fugue pour accuser cette femme
de mauvaise conduite et pour introduire une demande en
divorce. A son retour, avant d'avoir été examinée par aucun
médecin, elle fut appelée auprès du magistrat qui, prenant

pitié de son désespoir, l'adjura de raconter ce qu'elle avait fait pendant huit jours à Marseille et à Nice, pourquoi elle était partie, comment elle avait vécu, lui montrant de toutes manières que ce récit était indispensable pour sa défense. La pauvre femme, malgré ses efforts, fut incapable de se disculper: elle savait qu'elle avait été à Marseille et à Nice parce qu'on le lui avait dit; mais elle ne comprenait rien elle-même à ce voyage et elle ignorait absolument ce qui s'était passé pendant une dizaine de jours. Des faits de ce genre sont innombrables: on sait que l'on constate des amnésies du même genre à la suite des somnambulismes naturels, à la suite des états artificiellement provoqués par l'hypnotisme, à la suite de violentes émotions.

Si au lieu d'interroger la mémoire, nous examinons les mouvements de ces mêmes malades, nous voyons que très souvent les hystériques exécutent des mouvements compliqués qui nous paraissent intelligents, qui seraient chez un homme normal en rapport avec une pensée bien nette et que cependant ces malades prétendent n'avoir à ce propos aucune pensée, aucune idée dont ils puissent se rendre compte. Une jeune fille de 18 ans qui travaille dans une maison d'apprêts, a une querelle avec son patron, qui lui reproche un mauvais travail. Elle présente à la suite de singuliers mouvements des bras: son bras droit en particulier se balance devant elle de dehors en dedans, pendant qu'à chaque mouvement du bras elle rejette le haut du corps en arrière. Elle prétend ne pas savoir du tout ce que signifient ces mouvements dont on lui parle et qu'elle constate avec étonnement quand elle se regarde dans une glace: « elle ne les comprend pas, dit-elle, elle les sent à peine, et quand elle n'y fait pas attention elle ne s'en aperçoit pas ». J'ai observé bien des mouvements de la sorte, le coup de poing, le mouvement des mains en avant pour repousser quelqu'un, le mouvement pour jouer du violon ou même pour sauter à la corde, et les sujets conservaient encore la même attitude et disaient toujours qu'ils ne comprenaient rien à ces mouvements de leurs membres.

Cette ignorance de l'idée qui dirige le mouvement est particulièrement remarquable dans une de nos anciennes observations. Il s'agit d'une femme de 28 ans, B., qui faisait très souvent des chutes dans la rue parce que tous les cent pas elle se sentait précipitée violemment en avant comme si elle sautait brusquement. Elle vint d'elle-même et seule dans une consultation spéciale se faire examiner les oreilles, parce qu'elle se plaignait de vertiges et qu'elle se demandait si ces vertiges n'étaient pas déterminés par quelque maladie des oreilles [1].

Sans doute les plus beaux faits de ce genre nous seraient fournis par l'examen de l'écriture automatique des médiums. Mais il n'est pas nécessaire de faire appel à ces phénomènes artificiels, la clinique nous offre des exemples d'écriture automatique très nette. Une malade obsédée par le souvenir de la mort de sa nièce, qui s'était suicidée en se jetant par la fenêtre, écrivait sans cesse sur tous les papiers à la portée de sa main des lettres à sa nièce et dessinait des fenêtres, et quand on lui demandait ce qu'elle avait écrit ou dessiné elle était toute surprise et prétendait l'avoir fait sans le savoir. J'ai décrit longuement l'observation amusante de My.; cette femme de 38 ans est très effrayée parce qu'elle trouve partout chez elle des morceaux de papier sur lesquels sa propre main a écrit à son insu des menaces terribles. Elle croit écrire une lettre sérieuse à un professeur de son fils et, quand elle relit sa lettre, elle voit qu'après trois lignes elle a écrit sans le savoir des absurdités: « il faut mourir..... rien ne te tirera de là.... tu as été voir le médecin trop tard, etc. [2] ». D'autres malades n'écrivent pas, ils parlent tout haut sans s'en douter comme les petits prophètes cévenols, et eux aussi affirment qu'ils n'ont aucune conscience des mots que leur bouche a prononcés.

Les mêmes sujets, au lieu de présenter ces agitations motrices, semblent au contraire dans d'autres cas avoir complètement perdu le pouvoir de se remuer volontairement et présentent de véritables paralysies. Ils ne se bornent pas à dire comme les psychasténiques: « ce n'est pas moi qui parle, qui remue, qui marche ». Ils cessent complètement de parler, de marcher, de remuer. Ils semblent avoir perdu, non seulement la possession du mouvement, mais la puissance même du mouvement.

Les perceptions de ces malades sont souvent bizarres et inexplicables. Une jeune fille de vingt ans, X..., ne veut

[1] *Névroses et idées fixes*, 1898, I, p. 219.
[2] *Névroses et idées fixes*, 1898, II. p. 332.

absolument pas être touchée sur le côté droit du corps : elle
ne souffre pas précisément de ce côté, mais tout contact à
droite détermine un frisson, une impression de degoût et de
révolte ; elle assure qu'elle sent cela sans rien y comprendre.
Irène prétend que l'eau du robinet dans laquelle elle se lave
les mains est devenue tout à coup toute rouge « comme si
c'était du sang ». Si je l'interroge, elle ajoute que cette impression lui est venue tout à coup sans raison et qu'elle ne
peut se l'expliquer [1]. Une autre femme voit apparaître des
draps noirs et des cercueils, tandis qu'une autre voit apparaître
simplement la figure d'un nommé Joseph, qui l'embrasse, et
elle sent même les poils de ses moustaches frôler sa joue ; et
elles sont fort étonnées de ces hallucinations subites.

Dans d'autres cas, enfin, ces malades semblent avoir
perdu la sensation : on peut les toucher ou les blesser sans
qu'ils réagissent le moins du monde. Quelques-uns perdent
même l'ouïe et la vue ; quand on cherche à les interroger, ils
prennent l'attitude de sourds ou d'aveugles. Ils ne se bornent
pas comme les précédents à dire que la sensation est étrange,
qu'elle ne leur appartient plus, que ce n'est plus eux qui
sentent : ils semblent ne plus sentir en aucune façon. La perte
que subit la personnalité, l'aliénation des phénomènes semble
beaucoup plus complète que dans le cas précédent.

Mais, pourra-t-on dire, dans tous ces faits empruntés à
la pathologie de l'hystérie les faits ne sont plus du tout
comparables. Le psychasténique avait encore les souvenirs, les
actes volontaires, les sensations. Il vous disait bien : « ce n'est
pas moi qui me souviens, qui me meus, qui sens » ; mais il
nous prouvait par son attitude et par ses paroles qu'il était
capable d'évoquer des souvenirs, de se mouvoir et de sentir.
Chez l'hystérique, ces phénomènes psychologiques dont le sujet
ne parle pas n'existent plus du tout : ils sont simplement
supprimés ; c'est une tout autre maladie. En aucune façon ;
et c'est justement ce point que j'ai essayé de démontrer
autrefois en opposition avec l'opinion commune de cette
époque. Avec un peu plus de précautions que chez le psychasténique, en employant des méthodes un peu différentes,
en évitant plus soigneusement encore d'attirer l'attention du

---

[1] L'amnesie et la dissociation des souvenirs par l'émotion, *Journal
de psychologie normale et pathologique*, 1904, p. 423.

malade sur les faits psychologiques dont on cherche à constater
en lui l'existence, on peut parfaitement démontrer que ces
phénomènes existent, quoiqu'il prétende les ignorer. En d'autres
termes, à côté de l'attitude négative du sujet qui affirme
qu'il ne se souvient pas, qu'il ne sait pas pourquoi il remue,
ou même qu'il ne peut se mouvoir, qu'il ne peut rien sentir,
on peut mettre en évidence une autre attitude du même
sujet dans laquelle il montre qu'il peut se souvenir, qu'il peut
remuer et qu'il sent très bien. La malade qui n'a pu, à son
grand dommage, raconter sa fugue au magistrat, va dans un
autre état psychologique nous raconter tout ce qu'elle a fait
et nous expliquer l'idée fixe qui la poussait à s'enfuir. Une
autre jeune fille de 20 ans qui, dans des périodes de somnambulisme, fait des fugues de plusieurs jours loin de la
maison paternelle, semble aussi en avoir complètement perdu
le souvenir, elle semble incapable de dire pourquoi elle
est partie et où elle a été. Pendant qu'elle est distraite
et pense à autre chose, je lui ai mis un crayon dans la
main droite et elle m'a écrit la lettre suivante: « je suis
partie de la maison, parce que maman m'accuse d'avoir un
amant et que ce n'est pas vrai. Je ne veux plus vivre auprès
d'elle. J'ai vendu mes bijoux pour payer le chemin de fer,
j'ai pris tel train, etc. »; et dans cette lettre elle raconte
toute sa fugue avec précision. Il en est de même pour des
malades qui ont paru oublier des crises, des délires, des somnambulismes ou qui semblaient exécuter des suggestions sans
le savoir.

Par les mêmes procédés nous constatons que les mouvements systématiques accomplis dans les chorées rythmées
étaient accompagnées de pensées précises qui déterminaient leur
systématisation intelligente. La malade chez qui nous avons
constaté un mouvement de va-et-vient du bras droit affirme,
dans l'état hypnotique, qu'elle fait continuellement le mouvement de soulever et de pousser un lourd fer à repasser. B.,
cette personne qui faisait un saut en avant et qui l'attribuait
au vertige, nous explique une chose bien plus étrange: elle
prétend qu'elle a, au moment de ce prétendu vertige, un rêve
très compliqué. Elle a été peu de temps auparavant chez ses
parents, qui lui ont vivement reproché sa mauvaise conduite;
elle se répète ces reproches, elle a de la honte et des remords
et elle prend la triste résolution de finir ses jours. Elle croit

être sur le parapet de la rivière et elle saute dans la Seine: heureusement elle saute seulement dans la rue, elle chancelle ou même tombe par terre et se relève en se disant qu'elle a encore eu un vertige.

Les individus mêmes qui ont perdu en apparence tout mouvement des bras ou des jambes présentent en même temps d'autres faits ou, si l'on veut, ont en même temps une autre attitude et nous forcent à penser que la représentation et la volonté du mouvement n'ont pas disparu en eux. Un homme qui avait les deux jambes paralysées se sauve sur les toits pendant qu'il est en somnambulisme et même pendant la veille exécute tous les mouvements que l'on veut, quand on sait les provoquer dans les conditions convenables. Combien de fois a-t-on démontré qu'un muet hystérique avait en réalité conservé la parole, qu'il parlait parfaitement en rêve, ou pendant l'état hypnotique, ou même tout éveillé s'il était distrait, et ne s'en rendait pas compte !

On observe des faits du même genre à propos des perceptions. Les hallucinations, les perceptions bizarres sont souvent en rapport avec des rêves compliqués. C'est l'idée fixe qu'elle a été violée pendant son sommeil par un homme couché à sa droite, qui donne à la dysesthésie de X... son aspect particulier; ce sont tous les rêves sur la mort de sa mère, ce sont les reproches qu'elle se fait à ce propos qui font croire à Irène que l'eau du robinet est rouge couleur de sang; ce sont leurs rêveries compliquées sur la mort des enfants ou sur l'amour qui font apparaître à nos autres malades les cercueils, les draps noirs ou les moustaches de Joseph.

Les sujets qui semblent tout à fait anesthésiques peuvent nous décrire dans un somnambulisme postérieur ou par d'autres procédés tous les détails des objets qu'on leur a mis devant les yeux ou dans les mains. Ne sommes-nous pas obligés de supposer que les sensations ont été perçues quoique le sujet nous ait précédemment dit le contraire ?

En un mot, on observe chez l'hystérique deux attitudes contradictoires: l'une par laquelle il nous donne à penser qu'il sent, l'autre par laquelle il nous affirme qu'il ne sent pas. En réalité, cette contradiction existait déjà dans le langage du psychasténique: car, après tout, il est absurde de nous dire: « je sens que je suis pincé au bras, et ce n'est pas moi qui sens le pincement ». Mais l'hystérique accuse encore plus la contradiction en laissant voir qu'elle sent sans le reconnaître et en répétant qu'elle ne sent rien. On peut trouver les attitudes de ces malades très absurdes, mais on doit cliniquement les constater, de même que l'on constate dans les diverses maladies mentales une foule de choses que nous ne comprenons pas, ou plutôt que nous ne penserions pas de la même manière. C'est le caractère singulier de ces phénomènes présentés par les malades hystériques; c'est cette attitude des malades, compréhensible ou non, que j'ai essayé de résumer autrefois par les mots de « subconscient » de « rétrécissement du champ de la conscience », de « désagrégation de la personnalité ».

III

Depuis l'époque où j'employais ce mot de « subconscient » dans ce sens purement clinique et un peu terre à terre, j'en conviens, d'autres auteurs ont employé le même mot dans un sens infiniment plus relevé. On a désigné par ce mot des activités merveilleuses qui existent, paraît-il, au dedans de nous-mêmes sans que nous soupçonnions leur existence; on s'en est servi pour expliquer des enthousiasmes subits et des divinations du génie. Cela rappelle la phrase amusante de Hartmann: « consolons nous d'avoir un esprit si pratique et si bas, si peu poétique et si peu religieux; il y a au fond de chacun de nous un merveilleux inconscient qui rêve et qui prie pendant que nous travaillons à gagner notre vie ». Je me garde bien de discuter des théories aussi consolantes et qui sont peut-être très vraies; je me borne à rappeler que je me suis occupé de tout autre chose. Les pauvres malades que j'étudiais n'avaient aucun génie: les phénomènes, qui chez eux étaient devenus subconscients, étaient des phénomènes très simples, qui chez les autres hommes font partie de la conscience personnelle, sans que cela excite aucune admiration. Ils en avaient perdu la libre disposition et la connaissance personnelle, ils avaient sur ce point une maladie de la personnalité, et voilà tout.

A propos des mêmes faits, et en se servant du même mot, d'autres théories ont abordé le grand problème des rapports de l'âme et du corps, de la pensée et du cerveau. Les phénomènes cérébraux sont-ils toujours accompagnés de phénomènes psychologiques? Quand les phénomènes psychologiques diminuent, se réduisent à leur plus simple expression, ne tendent-ils pas à disparaître, et ne peut-on pas dire alors que les phénomènes nerveux subsistent seuls? Certains mouvements incoordonnés dont le sujet se rend mal compte dans les convulsions, dans les chorées, ne peuvent-ils pas être rattachés à de simples phénomènes cérébraux sans qu'il soit nécessaire de supposer ici la présence de phénomènes psychologiques? Et si nous nous avisions de baptiser ces phénomènes physiologiques sans pensée du nom de « subconscients », ne pourrait-on pas, à cause de l'analogie du nom, dire que tous les phénomènes de somnambulisme ou d'écriture automatique s'expliquent très simplement « par des nuages phosphorescents qui se promènent sur certains centres de l'écorce cérébrale? ».

Je me garde bien de discuter ces belles théories, qui séduisent certains esprits par leur apparence pseudo-scientifique et qui d'ailleurs ont peut-être quelque vérité; je me borne à remarquer que c'est encore là un tout autre problème. Sans doute la question des rapports de la pensée avec le cerveau peut être discutée à propos du somnambulisme comme à propos de n'importe quel fait de la vie normale. Mais, à mon avis, il n'y a aucune raison pour que ce grand problème soit particulièrement soulevé à ce propos.

L'assimilation de la conduite d'un somnambule, de l'éxécution d'une suggestion, d'une page d'écriture automatique avec des mouvements convulsifs incoordonnés est un pur enfantillage. Ces divers actes sont identiques à ceux que nous sommes habitués à constater chez nos semblables et à expliquer par l'intervention d'une intelligence. On peut évidemment dire qu'une somnambule n'est qu'une poupée mécanique, mais alors il faut en dire autant de tous les hommes qui nous entourent: ce sont là des rêveries inutiles. Dans notre ignorance, nous savons simplement que certains faits complexes, comme une réponse intelligente à une question, dépendent de deux choses que nous croyons associées, un mécanisme cérébral supérieur et un phénomène que nous appelons un fait de conscience. Nous retrouvons les mêmes caractères dans les phénomènes dits subconscients, et nous devons supposer derrière eux les deux mêmes conditions. Pour pouvoir affirmer autre chose, il nous faudrait des connaissances précises sur les signes des phénomènes supérieurs ou inférieurs de l'activité cérébrale, sur les lois de l'association de la conscience avec les phénomènes cérébraux, connaissances que nous n'avons en aucune façon. Ce n'est pas à l'occasion des symptômes mal connus d'une maladie mentale qu'il faut essayer de résoudre ces grands problèmes de métaphysique.

A mon avis nous avons bien d'autres problèmes psychologiques et cliniques à résoudre à propos du subconscient sans nous embarasser de ces spéculations. Il me semble juste de se préoccuper tout d'abord des rapports qui existent entre la dépersonnalisation des psychasténiques et la subconscience des hystériques. Il faut étudier les types intermédiaires que l'on rencontre beaucoup plus souvent que je ne pensais autrefois.

On se souvient d'une observation étrange présentée autrefois par M. William James à propos d'une malade qui avait pris en horreur son bras anesthésique, l'appelait « old stump, vieux chicot », et cherchait à le blesser. J'ai eu l'occasion d'observer moi-même cette année un cas analogue qui me semble fort intéressant. Une femme de 30 ans, Sah... a présenté depuis longtemps des accidents hystériques qui se sont développés depuis l'âge de 20 ans à la suite d'une émotion terrible. Elle soutenait son père avec son bras gauche pendant qu'il cherchait à se lever de son lit. Mais il succomba tout à coup à la rupture d'un anévrisme et tomba sur sa fille; celle-ci fut renversée et resta quelque temps sous le cadavre. Elle eut à la suite de violentes crises d'hystérie et une paralysie plus ou moins complète du bras et de la jambe gauche qui ont duré avec des alternatives plus d'un an et que je n'ai pas observées à ce moment. Ces accidents ont guéri et la malade prétend être restée complètement normale pendant plusieurs années. L'année dernière des pertes d'argent, puis la mort de sa mère ont rappelé la maladie primitive oubliée depuis près de dix ans. Après une période de fatigues, de tristesses et d'agitations elle fut prise tout à coup d'un sentiment ou d'un délire bizarre que rien ne pouvait expliquer et que rien ne lui avait suggéré. Elle se plaignait que son bras gauche était brusquement changé, qu'elle ne comprenait pas ce changement et ne pouvait pas le supporter. Son bras lui semblait être devenu quelque chose d'étranger à sa propre personne. « Ce n'est plus ma main, c'est comme la main de quelqu'un d'autre... ce n'est plus une main humaine, c'est comme la main d'un animal, la main d'un reptile... je veux qu'on me rende ma main à moi... ». Elle ne voulait plus se servir de cette main gauche et surtout elle ne tolérait pas que cette main gauche touchât sa main droite ou touchât sa figure. Cependant elle pouvait remuer volontairement sa main gauche et sentait les piqûres, les attouchements fait sur elle. En un mot elle avait tout à fait le langage et l'attitude du psychasténique qui répète. « Ce n'est pas mon bras, c'est le bras d'un autre, ce n'est pas moi qui marche, qui parle.... ». Il n'y avait qu'une irrégularité, fort bizarre il est vrai, c'est que le trouble était exclusivement localisé à un membre ce qui est fort rare chez ces malades. Mais chez elle cette attitude dura peu de temps, car peu après elle commença une grande crise d'hystérie dans laquelle elle voulait battre et arracher son bras gauche. Après la crise elle eut tout simplement une hémiplégie avec anesthésie de tout le côté gauche. Alors elle ne parlait plus de son bras, ne s'en plaignait plus, mais ne pouvait plus le remuer et n'y sentait plus aucune impression, ou du moins le mouvement et la sensation ne s'y présentait plus que sous forme subconsciente. Quand elle se rétablit après plusieurs semaines, elle récupéra d'une façon complète le mouvement et la sensibilité de la jambe et d'une façon incomplète les fonctions du bras gauche; mais alors elle recommença à en parler avec horreur en disant que ce n'était pas son bras mais celui d'un reptile. Elle alterne en ce moment, suivant qu'elle va mieux ou plus mal, entre le langage psychasténique et le langage hystérique. Ce cas me semble des plus curieux pour montrer les relations qui existent entre ces divers troubles de la personnalité et les liens qui les unissent.

S'il en est ainsi, si la subconscience de l'hystérique n'est qu'une forme de la dépersonnalisation psychasténique, il faut chercher comment le sujet passe de l'une à l'autre. Dans certains cas comme dans le précédent il y a des transitions, dans d'autres l'une des deux formes s'installe tout de suite sans passer par l'autre. Dans certaines observations on observe chez l'hystérique, des phénomènes analogues aux sentiments d'incomplétude et aux phobies des psychasténiques qui semblent préparer la subconscience. J'ai décrit à propos d'un cas remarquable d'amnésie hystérique une sorte de phobie du souvenir qui précédait l'amnésie et qui la suivait au moment de la restauration [1]. Il y avait véritablement une sorte de

___

[1] Amnésie et dissociation des souvenirs par l'émotion, *Journal de psychologie normale et pathologique*, 1904, p. 417.

travail mental pour écarter un souvenir qui causait de l'horreur et ce souvenir repoussé en quelque sorte de la conscience de la veille ne réapparaissait plus qu'en somnambulisme dans une autre synthèse mentale. On peut se demander si l'amnésie n'est pas déterminée par ce travail et si ce n'est pas aussi par un procédé de ce genre que certains malades passent de la phobie d'une fonction à la paralysie de cette même fonction. Ce serait le mécanisme de la répression volontaire dont beaucoup d'auteurs ont aujourd'hui exagéré l'importance. Je crois cependant que l'on ne peut pas tout expliquer par un mécanisme de ce genre. Beaucoup de sujets conservent indéfiniment des phobies d'une fonction sans arriver jamais à la paralysie et d'autres ont immédiatement la paralysie avec subconscience. Il faut toujours en revenir à mon avis à certaines différences fondamentales soit constitutionnelles, soit acquises dans l'état mental de ces individus. Chez les uns l'épuisement des fonctions cérébrales, qu'il soit déterminé par l'intoxication, par la fatigue ou par l'émotion, se manifeste seulement par une réduction générale, par une sorte de décapitation de ces fonctions qui semblent perdre leur partie supérieure et la plus récemment acquise; chez les autres l'épuisement cérébral amène rapidement un rétrécissement de la conscience avec la dissociation de la personnalité, la suggestivité et la subconscience qui en dépendent. Analyser ces deux dispositions fondamentales me paraît plus important pour comprendre le problème du subconscient que toutes les spéculations metaphysiques.

Il y aurait encore bien d'autres problèmes cliniques et psychologiques à propos de ces malades singuliers. Je ne puis signaler ici que les principaux; j'ai voulu surtout indiquer le point de vue qui me paraissait le plus utile. C'est surtout dans la clinique psychiatrique qu'est née la question du subconscient, elle n'est pas encore assez mûre pour en sortir. Ce problème est posé avant tout par l'interprétation de l'attitude de certains malades. Il faut constater ces attitudes sans les déclarer absurdes ou impossibles, il faut chercher à les comprendre en rapprochant divers malades les uns des autres de manière à saisir les intermédiaires qui expliquent l'évolution des phénomènes.

Paris. Collège de France.

Opere di GIOSUE CARDUCCI

Premio Nöbel per la letteratura 1906

Sono pubblicati i seguenti volumi

1. - **Discorsi letterari e storici.**
2. - **Primi saggi.**
3. - **Bozzetti e scherme.**
4. - **Confessioni e battaglie.**
5. - **Ceneri e faville.** Serie prima (1859-1870).
6. - **Juvenilia e Levia Gravia.**
7. - **Ceneri e faville.** Serie seconda (1871-1876).
8. - **Studi letterari.**
9. - **Giambi ed epodi e Rime nuove.**
10. - **Studi, saggi e discorsi.**
11. - **Ceneri e faville.** Serie terza (1877-1901).
12. - **Confessioni e battaglie.** Serie seconda.
13. - **Studi su Giuseppe Parini (Il Parini Minore).**
14. - **Il Parini Maggiore.**
15. - **Studi su Lodovico Ariosto e Torquato Tasso.**
16. - **Poesia e storia.**
17. - **Odi barbare - Rime e ritmi.**
18. - **Archeologia poetica.**
19. - **Metrica e lirica del Settecento.**
20. - **Cavalleria e umanesimo.**

Prezzo di ciascun volume in-16 L. **4.**

EDIZIONE DI LUSSO

Cento esemplari di questa collezione, numerati progressivamente si stampano su carta a mano in formato di ottavo massimo.

Prezzo di ogni volume Lire **20.**

Pochi esemplari sono ancora disponibili di questa superba edizione.

Giosue Carducci - POESIE (1850-1900)

Un volume in-16 di pag. 1075, stampato su carta indiana, legato in tela, con due ritratti e quattro *fac-simili* — Prezzo Lire **10.**

Giosue Carducci - PROSE (1859-1903)

Un volume in-16 di pag. 1490, stampato su carta indiana, legato in tela, con un ritratto e tre *fac-simili* — Prezzo Lire **10.**

" SCIENTIA „ Rivista di Scienza

*Toute correspondance ou envoi concernant la direction ou la ré-
daction*, doit être adressé impersonnellement à la *Direction, Milan,
Rue Aurelio Saffi, 11*, ou bien au *Secrétaire de la Rédaction*, M. le
Docteur Paolo Bonetti, *même adresse*.

On est prié d'adresser les *demandes d'abonnements*: pour l'Italie,
à Nicola Zanichelli, éditeur à Bologne; pour la France, les Colonies
françaises, la Suisse Romande et la Belgique, à Félix Alcan,
éditeur à Paris; pour l'Allemagne, l'Autriche, la Hollande, le
Danemark, la Suisse Allemande, la Suède et la Norvège, à Wilhelm
Engelmann, éditeur à Leipzig; pour l'Angleterre et les Colonies
Anglaises, à Williams and Norgate, éditeurs à Londres; pour tous
les autres pays, indifféremment à l'un ou à l'autre de ces quatre
éditeurs.

PRIX ANNUEL D'ABONNEMENT
Italie: lire **20**
Union Postale: **25** frs. — Mk **20** — **20** sh.

Extrait de l'Avertissement à MM. les Auteurs.

« Le Comité de Direction se réserve la faculté d'établir par
« avance le programme des questions à étudier et de répartir le
« travail entre ses éminents collaborateurs afin d'assurer à la revue
« l'unité organique qui ne serait pas réalisable si l'on acceptait des
« articles sur des sujets disparates, sans aucun lien entre eux,
« fussent-ils dus à la plume de savants d'une valeur incontestable.

« Tous les articles demandés, à quelque genre qu'ils appar-
« tiennent, — articles scientifiques proprement dits, articles péda-
« gogiques, analyses critiques, revues générales etc. — seront
« rétribués au même tarif de *80 frs. par feuille in 8°* (16 pages).
« L'auteur aura en outre droit à 50 extrait de son article dans
« sa langue originale.

« **Les manuscrits ne sont pas rendus, pas même ceux qui, envoyés**
« **sans avoir été demandés, ne pourraient pas être publiés** ».

LA CUISINIÈRE

ASSIÉGÉE

OU

L'ART DE VIVRE EN TEMPS DE SIÉGE

PAR UNE FEMME DE MÉNAGE

Il sera versé sur la vente de cet ouvrage 10 p. 100 à la Caisse des Veuves et Orphelins des défenseurs de Paris.

PRIX : 50 CENTIMES

PARIS

A. LAPORTE, ÉDITEUR

LIBRAIRIE ANCIENNE ET MODERNE

46, boulevard Victor Hugo, derrière le nouvel Opéra

1871

LA CUISINIÈRE

ASSIÉGÉE

OU

L'ART DE VIVRE EN TEMPS DE SIÉGE

LA CUISINIÈRE

ASSIÉGÉE

OU

L'ART DE VIVRE EN TEMPS DE SIÉGE

PAR UNE FEMME DE MÉNAGE

———

Il sera versé sur la vente de cet ouvrage 10 p. 100 à la Caisse
des Veuves et Orphelins des défenseurs de Paris.

———

PARIS

A. LAPORTE, ÉDITEUR

LIBRAIRIE ANCIENNE ET MODERNE

46, boulevard Victor Hugo, derrière le nouvel Opéra

—

1871

Sous ce titre modeste, mais d'actualité, une femme de ménage intelligente et pratique a réuni les recettes que son expérience lui a prouvé être les plus avantageuses pour tirer le parti le meilleur des mets anciens et des mets nouveaux qu'imposent à la consommation la nécessité et les souffrances de ce long siége. Ce n'est donc pas seulement l'art d'accommoder les restes, c'est encore et surtout l'art de créer avec peu de chose des plats assez fortifiants pour nourrir et assez variés pour ne pas décourager l'appétit.

Fournir à une ville assiégée, et à une ville aussi immense que Paris, les moyens d'augmenter ses ressources alimentaires, c'est, sans nul doute, lui donner l'arme défensive la plus importante et la plus redoutable.

Combattre est bien, mais tenir est mieux. Malgré la puissance et le nombre des engins de guerre nouveaux, la reddition de Strasbourg, Metz, etc., a prouvé que la faim était encore l'ennemi le plus à redouter. Paris, cette capitale des grands courages et des grandes résolutions, a vite compris que là était le nerf puissant de la défense; il s'est donc résigné à tous les sacrifices même les plus pénibles, ceux de l'habitude et des préjugés! Oui, chose aussi admirable que son élan, sa patience, sa ténacité sous les armes et par une température glaciale, ce grand consommateur, ce gourmand délicat, ce mangeur blasé, s'est fait sobre, facile, indulgent!... Il a accepté avec entrain des plats nouveaux, étranges, et il a su, avec son talent ordinaire, les *parer* et en faire des mets, dont beaucoup resteront dans la consommation. Honneur donc à son courage et à sa résignation culinaires!...

Il serait aussi curieux de faire l'histoire du siége de Paris au point de vue militaire qu'au point de vue alimentaire : car, si plus glorieuse est la mission du chef qui conduit une armée, non moins utile est celle du *chef* qui dirige une batterie de cuisine... Un plat sobre et bien préparé, et par conséquent une digestion bien faite, a plus d'importance qu'on ne saurait le croire sur les destinées d'un empire, les succès d'une bataille, les mœurs d'une nation!.. Depuis Esaü, que de Césars ont subi l'autorité de leur estomac!...

Autant que ses forts, ses remparts, ses canons, ses mitrailleuses, ses fusils transformés et ses armées improvisées, l'Europe admirera les rationnements alimentaires que la grande cité de 2,200,000 habitants a acceptés courageusement malgré des répartitions quelquefois injustes et souvent mal dirigées. Plus politiques qu'administrateurs, quelques maires ont cru bien remplir leur mission purement administrative, imposée par nos suffrages, en négligeant les distributions alimentaires et en entravant l'action militaire...

Dans cette hécatombe presque générale des animaux de la création qu'on a sacrifiés sur l'autel de la patrie, on doit signaler le bœuf, le mouton, le porc, qu'on a distribués jusqu'au 22 novembre; le cheval, notre énergique et ardent allié sur le champ de bataille et notre nourriture la plus substantielle et la plus délicate dans nos fourneaux. Le chien, cet ami fidèle, longtemps le compagnon de nos joies, nous fournit aujourd'hui une chair agréable et saine; le chat, cet hôte gracieux du foyer, n'avait pas besoin du siége pour mériter sa réputation : depuis longtemps il remplaçait le lapin; le rat, ce parasite de nos demeures, devait aussi paraître sur nos tables.... Mais on ne s'attendait guère que les dromadaires, ces vaisseaux intelligents du désert; les antilopes, ces légers et gracieux animaux des oasis; les éléphants, ces montagnes vivantes des forêts africaines, etc., qui longtemps avaient reçu nos visites au Jardin d'acclimatation et au Jardin des plantes, viendraient un jour nous les rendre sur nos tables!..

Nos estomacs complaisants sont donc devenus

des musées, mais qui, hélas ! ne savent pas conserver leurs collections. Ce livre, tant modeste qu'il
soit, devait ce souvenir à ces alliés de notre énergique défense ; il doit également donner les prix
élevés et presque fabuleux qu'ont atteint certains
articles de notre alimentation... Puissent ces lignes
servir de pilori aux rapaces industriels, aux infâ-
mes spéculateurs, pour qui le siége a été un moyen
de trafic et de fortune !...

		Fr.	c.
1	betterave	4	»
1	carotte	»	60
1	chou-fleur	5	»
1	chou ordinaire	6	»
500	grammes feuilles de chou	1	»
1	pied de céleri	2	25
1	tête de céleri	2	50
1	escarolle	1	50
1	navet	1	»
1	litre d'oignons	4	»
1	poireau	»	50
1	boisseau pommes de terre	24	»
1	litre haricots secs	5	»
1	boîte conserve petits pois	5	»
1	boîte conserve haricots verts	4	»
500	grammes lard	10	»
500	grammes jambon	45	»
500	grammes beurre frais	40	»

	Fr.	c.
1 œuf frais	2	»
1 boudin de cheval.	1	50
1 dinde	125	»
1 oie.	85	»
1 poule	40	»
1 lièvre	65	»
1 lapin	40	»
1 canard.	35	»
1 pigeon.	8	»
1 corbeau.	3	»

LA CUISINIÈRE

ASSIÉGÉE

ou

L'ART DE VIVRE EN TEMPS DE SIÉGE

L'Ane.

Ce patient et infatigable serviteur du pauvre deviendra, par la délicatesse de sa chair, le mets favori du riche. Sa viande est ferme, serrée et chatoyante. Plus fine et plus agréable que celle du bœuf, elle s'accommode de la même manière, ainsi que celle du mulet, qui mérite également de rester dans la consommation.

Avoine (Boullie d').

L'avoine, de grand usage non-seulement en Écosse, mais encore dans les provinces françaises, comme la Bretagne et le Limousin, offre un aliment agréable, digestif et nourrissant.

La bouillie se prépare ainsi :

Prenez le grain décortiqué, faites tremper pendant 12 heures une forte cuillerée à bouche par personne, et mettez cuire à petit feu pendant 4 heures. On ajoute, selon son goût, beurre et sel ou lait et sucre. — Le grain d'avoine cuit au bouillon gras fournit un excellent potage.

On peut faire de la bouillie avec du blé en grain de la même manière.

Café et Chocolat.

Ces deux aliments, les plus ordinaires et presque les plus indispensables avant le siége, préparés au lait, peuvent aujourd'hui se préparer avantageusement à l'eau de gruau. Cette eau, bien cuite et bien épaisse, est douce, rafraîchissante et substantielle. Le chocolat surtout à l'eau de gruau offre aux enfants, aux vieillards, un aliment sain et nourrissant.

Champignons conservés.

Faites revenir et grossir dans l'eau tiède, couvrez une tourtière de beurre (graisse, huile ou lard haché) ; ajoutez chapelure, sel, poivre, persil et gousse d'ail, échalotte ou oignon ; étendez vos champignons dessus et couvrez comme dessous. Faites cuire pendant 1/2 heure avec feu dessus et dessous, et servez chaud.

Champignons au roux.

Faites dans une poêle un roux avec huile ou graisse, poivre, sel, bouquet garni, et mouillez avec un verre de vin blanc ou rouge.

On peut arranger de la même manière des navets ou des pommes de terre coupés en tranches.

Chat.

Cet animal domestique, l'ornement et le compagnon de la mansarde, l'heureux favori de l'élégant salon, est devenu un des mets les plus recherchés et presque les plus rares du siége. Sa chair est blanche, fine et délicate ; seulement, avant d'être servie, elle demande à être mortifiée pendant 48 heures. On peut le préparer en civet, comme un lièvre, ou le faire rôtir.

Rôti de Chat.

Mettez dans une casserole, avec beurre, lard ou graisse, oignon, gousse d'ail, poivre, sel, bouquet garni et un verre de vin blanc ou de bouillon ; faites rôtir doucement et servez.

Après avoir retiré la viande, on peut faire rôtir dans le jus des pommes de terre cuites à l'eau et coupées en dés, ou des carottes, des champignons, etc.

Cheval.

Cette noble conquête de l'homme, après avoir servi sa vanité et ses plaisirs et l'avoir aidé dans ses travaux, est encore devenue pendant ce long siége notre ressource la plus importante, notre arme de résistance la plus utile.

La viande de cheval a le même aspect et le même goût que celle de bœuf ; bien cuisinée, il serait difficile d'en apprécier la différence ou de ne pas la préférer.

Règle générale, avant de se servir de cette viande, il est important de la laisser mortifier trente-six heures et même de la mettre dans une marinade de vinaigre, de rhum, avec huile, oignon coupé fin, sel, poivre et gousse d'ail.

Pot-au-feu de Cheval.

Prenez de la viande de 2ᵉ catégorie (plats-de-côte, gîte, collier, etc.), mettez-la dans l'eau froide, faites cuire à feu doux, et enlevez, avant l'ébullition, l'écume et la graisse au fur et à mesure qu'elles montent. Ajoutez sel, gousse d'ail, oignon brûlé piqué d'un clou de girofle, un peu de colorine et légumes, comme poireau, navets, céleri, chou, etc. ; laissez cuire pendant 7 heures ou 8 heures sur un feu modéré. A défaut de viande, on peut mettre des os, mais en ayant bien soin d'enlever l'huile qui surnage sur le bouillon.

Bouilli de Cheval.

Pour faire un mets agréable du bouilli de cheval, qu'il est difficile de manger à l'état naturel , on peut l'accommoder des trois manières suivantes :

Cheval en miroton.

Prenez des oignons coupés par petites tranches, passez-les sur le feu avec un morceau de beurre, de graisse, ou une cuillerée d'huile ; quand ils seront presque cuits, ajoutez une pincée de farine et remuez jusqu'à ce qu'elle prenne une bonne couleur ; mouillez avec bouillon, vin blanc, sel et poivre. Faites bouillir jusqu'à cuisson parfaite des oignons, ajoutez votre bouilli coupé par tranches minces, et laissez bien cuire.

Si l'on aime la sauce un peu relevée, on peut y joindre de la moutarde et un filet de vinaigre.

Cheval au gratin.

Garnissez le fond d'une tourtière de beurre ou graisse, saupoudrez de chapelure, mettez dessus un hachis d'oignon, persil, gousse d'ail, sel, poivre, épices ; étendez vos tranches de bouilli et recouvrez du même hachis. Mouillez d'eau ou de bouillon, faites cuire à petit feu, et gratinez ensuite sur un feu plus vif.

On fera un mets excellent si on ajoute un petit verre de rhum ou un demi-verre de vin blanc.

Cheval à la Parisienne.

Prenez huile de cheval ou de navette, faites cuire ; ajoutez le bouilli par tranches minces, sel et poivre ; faites revenir, mouillez avec un peu de bouillon , mettez persil, ciboules ou échalottes, et un filet de vinaigre.

Le bouilli de cheval peut encore se manger à la sauce tomate, à la ravigote, à la rémoulade, etc.

Cheval à la mode.

Prenez autant que possible un morceau de 1re catégorie bien mortifié, bardez de lard ou de graisse de cheval coupée en lardons, mettez dans une casserole avec oignons, carottes, un bouquet de fines herbes, laurier, thym, ail, clou de girofle, sel et poivre; versez sur le tout un verre d'eau, un demi-verre de vin blanc ou une cuillerée à bouche d'eau-de-vie; faites cuire à petit feu environ 6 heures, et, avant de servir, dégraissez.

Civet de Cheval.

Mettez dans une casserole un peu de beurre ou de graisse ; faites colorer ; ajoutez la viande (du filet, faux-filet, langue, cœur, cervelle, etc.) coupée en petits morceaux ; faites revenir, saupoudrez d'une bonne cuillerée de farine, mêlez, ajoutez un verre de vin rouge, autant de bouillon ou d'eau, sel, poivre, bouquet garni, ail haché.

Quand le civet est à moitié de sa cuisson, mettez des oignons et faites cuire à feu modéré.

Haricot de Cheval.

Prenez de la viande de 2e ou 3e catégorie, coupez en petits morceaux, faites revenir dans de la graisse, retirez la viande, faites un roux, ajoutez de l'eau ou du bouillon, sel, poivre, bouquet garni, ail et persil hachés; remettez la viande, et, quand elle est à moitié cuite, ajoutez pommes de terre, navets ou carottes, et laissez bouillir à petit feu jusqu'à cuisson entière des légumes et de la viande.

Horsesteak, vulgairement Beefsteak de Cheval.

Le filet ou faux-filet de cheval, pour être savoureux, veut être mariné avec soin pendant 48 heures avec sel, poivre, huile, vinaigre, vin blanc ou rhum, et oignon ou gousse d'ail coupé par morceaux.

Coupez le horsesteak par tranches de l'épaisseur d'un doigt et parez en ôtant la graisse et les nerfs. Placez sur un feu vif, ne retournez qu'une fois, en évitant de piquer, crainte de laisser sortir le jus ; mettez, sur un plat, gros comme une noix de beurre ou de graisse de cheval maniée avec fines herbes, poivre, sel et un filet de vinaigre ou jus de citron. Si on veut un horsesteak aux pommes de terre, on le prépare de même, et on ajoute autour des pommes de terre frites à l'huile ou à la graisse de cheval.

Cervelle de Cheval et d'Ane, etc.

Après l'avoir débarrassée dans l'eau tiède de la peau et du sang qui la couvre, et l'avoir fait dégorger dans l'eau froide pendant une heure, faites-la cuire dans un court-bouillon, assaisonnée d'un quart de verre de vinaigre, sel, poivre, girofle, feuille de laurier, thym, ail, persil, céleri vert, tranches de carottes. Trois quarts d'heure suffisent pour la cuisson. Quand elle est cuite, partagez-la en deux, et servez-la sur un plat, où l'on verse une sauce au beurre noir ou un roux à la graisse fortement coloré. — On peut encore partager la cervelle en petits morceaux, la tremper dans une pâte et la faire frire.

On la mange également à la vinaigrette, à la matelotte, etc.

Chien.

Bien mortifiée pendant 48 heures, sa chair a le même aspect et le même goût, à peu de différence près, que celle du mouton; marinée pendant le même temps, elle peut se servir comme du chevreuil. Cette viande, rationnée équitablement, eût offert une grande ressource à la consommation.

Gigot de Chien.

Faites mortifier pendant 3 ou 4 jours, battez-le pour l'attendrir, laissez-le 2 jours dans une marinade d'huile, poivre, oignon, persil; lardez une gousse d'ail près du manche, embrochez-le et faites cuire à un feu très-vif; tournez-le souvent et arrosez-le avec le jus et la marinade.

Côtelettes de Chien grillées.

Ces côtelettes, marinées ou non, selon le goût, doivent être grillées de la même manière et avec

les mêmes soins que le horsesteak, vulgairement
nommé beefsteak de cheval. Voyez à cet article.

Filet de Chien aux légumes.

Prenez une des parties du chien la plus en
chair, comme gigot, filet, etc.; ôtez les os, piquez-
la de graisse taillée en lardons; faites cuire à la
broche ou à la cloche, et servez dessous des légumes, comme pois conservés, pommes de terre,
riz, oseille, etc. On peut arranger de même l'âne,
le cheval, etc.

Rata de Cheval, Chien.

Coupez par morceaux de la poitrine, du cou, etc.;
faites revenir dans la graisse avec oignon, clou
de girofle, laurier, thym, sel et poivre. Quand la
viande a pris belle couleur, on la retire et on met
dans le jus pommes de terre, haricots, choux, riz
ou navets. A moitié de la cuisson, on ajoute sa
viande et on laisse cuire.

Ce plat, peu coûteux, ne manque pas de saveur;
il fait les délices de nos soldats. Je ne doute pas
qu'il soit bien accueilli sur des tables mieux ser-
vies que la leur.

Crêpes sans œuf.

Prenez de la farine de blé, de riz, ou de la fécule de pommes de terre ; délayez avec de l'eau, une bonne pincée de sel, trois cuillerées d'eau-de-vie, deux de fleurs d'oranger, trois d'huile et un peu de sucre en poudre ; mettez dans une poêle de la graisse ou de l'huile, faites bien chauffer, étendez sur le fond une mince couche de pâte, et ne retournez d'un côté que lorsqu'elle est bien cuite de l'autre.

Fécule de pommes de terre, ou Crème sans œuf.

Râpez une tablette de chocolat par personne dans de l'eau de gruau épaisse ; sucrez avec de la cassonade ; au moment de l'ébullition, ajoutez une cuillerée à bouche par personne de fécule de pommes de terre ou de farine de riz, que vous aurez d'avance bien délayée dans l'eau ; remuez lentement, et aromatisez avec de la vanille, du citron ou fleur d'oranger.

Macaroni à la sauce tomate.

Jetez votre macaroni dans l'eau bouillante ; faites égoutter ; mettez dans une casserole graisse ou huile ; faites sauter le macaroni dans cette graisse chaude, et versez alors la sauce tomate ainsi préparée.

On fait cuire pendant une demi-heure des tomates avec sel, poivre, thym, ail, laurier, persil, oignons ; passez dans une passoire ou un linge fin ; faites fondre du beurre ou de la graisse dans une casserole ; ajoutez une cuillerée de farine ; versez doucement la purée des tomates, et faites une liaison sur le feu.

Maïs (Bouillie de).

Faites bouillir de l'eau, salez-la ; versez peu à peu de la farine de maïs, et remuez lentement avec une cuillerée de bois jusqu'à ce que la pâte soit bien ferme ; laissez refroidir, coupez en tranches et faites frire dans de la graisse ou de l'huile. De la bouillie de blé ainsi préparée offre également un mets agréable et nourrissant.

Pain de Maïs au raisin.

Prenez 500 grammes de farine de maïs, une pincée de sel, 50 grammes de cassonade, 150 grammes de raisins secs bien épluchés et lavés, un petit verre d'eau-de-vie, et assez d'eau pour faire

une pâte assez solide. Faites chauffer dans une
poêle ou dans un moule de la graisse ou de l'huile;
mettez votre pâte, et ne retournez que lorsqu'elle
est entièrement cuite d'un côté.

Manière de rafraîchir la graisse.

La graisse, à cause de la rareté du beurre et du
lard, étant devenue indispensable dans la prépa-
ration des plats, il sera utile de connaître le
moyen de la rafraîchir. Faites cuire la graisse à
feu doux, avec oignon coupé par tranches, gousse
d'ail et feuille de laurier ; évitez de faire roussir ;
écumez soigneusement, et passez dans un linge
fin quand elle est bien cuite.

Manière de préparer la graisse et l'huile
de Cheval.

Coupez la graisse brute en petits morceaux ;
faites fondre à petit feu dans une marmite ; mettez
gousse d'aille, laurier ; passez un linge et laissez
refroidir. La graisse se fige dans le fond du vase,
et l'huile reste limpide au-dessus ; séparez les deux,
et servez-vous-en pour tous usages de cuisine.

Manière de conserver la viande sans sel.

Coupez la viande à morceaux assez minces; faites revenir dans la graisse, et quand elle commence à prendre couleur, sortez-la et mettez-la dans un pot de grès. Ajoutez thym, laurier, gousse d'ail, et versez de la graisse liquide. Il est essentiel que cette graisse couvre bien la viande et l'isole de l'air. Quand on prendra un morceau de viande, il est important qu'on fasse fondre de nouveau la graisse devant un feu très-doux et qu'on recouvre bien la viande.

Manière de préparer l'oseille pour la conserver.

Épluchez feuille à feuille oseille, cerfeuil, ciboule ; lavez soigneusement ; coupez très-fin ; mettez dans une casserole avec eau ; faites cuire à petit feu pendant une demi-heure ; salez et versez dans un pot. Quand elle sera refroidie, couvrez-la bien de graisse de bœuf.

On peut conserver de la même manière des légumes coupés et cuits comme pour julienne.

Mulet.

Le mulet, dont la viande est presque aussi délicate que celle de l'âne, se prépare absolument
comme celle du cheval.

Pommes de terre (Boulettes de).

Pour utiliser le bouilli de cheval ou les restes
d'autre viande, on fait cuire dans l'eau des pommes de terre épluchées, on les écrase bien, on
hache la viande avec sel, poivre, persil, échalotte;
on forme une pâte, on arrondit en boulettes, on
les roule dans la farine et on les fait frire... A
défaut de pommes de terre, on fait une pâte très-
consistante avec fécule de pommes de terre, farine
de maïs ou farine de riz.

Pudding.

Prenez 150 grammes de raisin, épluchez, lavez,
émiettez très-fin 200 grammes de pain rassis; ajoutez deux œufs battus, 4 cuillerées de cassonade,

demi-cuillerée à café des quatre épices, un petit verre de rhum ; liez avec un peu de farine pour en former une pâte épaisse, et faites cuire à la graisse dans un moule ou dans une cloche avec feu dessus et dessous.

Rat.

On ne doit user, dans l'alimentation, que très-discrètement de la viande de ce petit animal, qui, à cause des germes de trichinose qu'on remarque quelquefois chez ce rongeur, peut être aussi dangereux sur un plat qu'il est désagréable dans nos demeures. En tous cas, si on s'en servait, il faudrait la maintenir quelque temps à une très-forte cuisson.

Riz.

C'est sans nul doute, pendant le siége, l'aliment qui nous offre le plus de ressource et de variété dans nos plats. Sous la direction d'une ménagère habile, il peut se prêter à mille combinaisons diverses, et se présenter sur nos tables sans jamais fatiguer même l'appétit le plus difficile.

Riz (Potage de).

Lavez 4 cuillerées de riz pour 6 personnes, mettez-le dans une casserole avec deux verres de bouillon, faites crever à très-petit feu ; à mesure qu'il gonfle, remettez du bouillon, mais sans remuer le riz, car il s'attacherait au fond du vase. Quand il est cuit, versez-le dans une soupière et ajoutez la quantité nécessaire de bouillon chaud.

Au lieu de bouillon on peut employer de l'eau avec sel, poivre, beurre ou graisse.

Riz à la Turque.

Coupez 6 oignons, une carotte ; passez au beurre ou à la graisse avec persil, sel, poivre, girofle, muscade ; mouillez avec 3 cuillerées à pot d'eau bouillante, ajoutez un peu de safran pour colorer ; laissez bouillir pendant une heure ; passez au tamis ; mettez 500 grammes de riz bien lavé ; versez petit à petit la sauce ; ajoutez un morceau de beurre ou de graisse et laissez crever. Quand le riz sera à peu près cuit, graissez le fond d'un moule et laissez cuire sur un feu très-doux.

Ragoût de Riz.

Metttez dans une casserole gros comme une noix de beurre ou de graisse, du lard coupé en dé; faites frire; jetez une cuillerée de farine et faites-lui prendre belle couleur; ajoutez eau ou bouillon, poivre, sel, bouquet garni, oignon piqué d'un clou de girofle et 250 grammes de riz lavé avec soin. Laissez cuire doucement.

On peut faire cuire le riz dans le jus ou l'extrait de n'importe quelle viande.

Bouillie de Riz.

Prenez de la farine de riz et préparez-la comme il a été indiqué plus haut pour la farine de maïs. Ajoutez, pour la rendre plus agréable, une cuillerée de fleur d'oranger ou de jus de citron.

Croquettes de Riz.

Faites crever du riz comme pour un gâteau, formez une pâte un peu ferme et disposez-la en boulettes allongées ; roulez dans de la farine et du sucre en poudre, et faites frire.

Gâteau de Riz.

Faites crever 250 grammes de riz, faites dessécher comme si vous vouliez séparer chaque grain, mettez 50 grammes de raisins secs bien lavés, autant de cassonade, un petit verre de rhum, un œuf bien battu si vous en avez ; liez votre pâte avec de la farine de riz, graissez un moule, ajoutez de la chapelure et laissez cuire avec feu dessus et dessous.

Crème de Riz.

Pour remplacer le lait, qui est la base de toutes les crèmes, servez-vous d'eau de gruau, qui, très-douce et très-rafraîchissante, peut remplacer avantageusement le lait.

Prenez une cuillerée à bouche de gruau d'avoine, lavez-le et faites cuire pendant une heure ; passez, ajoutez du sucre pour en faire un sirop ; mettez votre riz, et, quand il sera presque cuit, ajoutez un verre de café liquide si vous voulez de

la crème au café, et du chocolat râpé avec de la
vanille si vous souhaitez de la crème au chocolat.

Riz à la Corrézienne.

Prenez du riz bien lavé, faites crever sans remuer dans un demi-litre d'eau avec une pincée de
sel, laissez évaporer de manière à ce que chaque
grain se détache bien l'un de l'autre ; laissez refroidir ; beurrez ou graissez une tourtière, saupoudrez de chapelure blanche, étendez votre riz, gratinez légèrement et versez dessus une crème au
chocolat ainsi faite : chocolat râpé dans de l'eau
de gruau bouillante avec vanille et sucre, le tout
bien cuit.

Quand le riz est gratiné et cuit, on obtiendra un
mets exquis en y ajoutant une couche de glace au
punch de rhum.

Riz aux confitures.

On prépare comme le précédent ; seulement, à la
place du chocolat, on ajoute des confitures d'abri-
cot, de cerise, de groseille, etc.

Salaisons.

Pour rendre aux viandes et aux poissons salés un goût agréable et éviter le scorbut, il est important de bien les dessaler.

Mettez dans un vase assez profond de l'eau bien fraîche, suspendez la viande dans un linge clair, un filet ou une passoire ; changez l'eau deux ou trois fois pendant 24 heures, et ayez bien soin que votre viande ne touche pas le fond, car le sel, plus lourd que l'eau, se précipite toujours dans le fond. Quand on a retiré sa viande, on la laisse sécher pendant quelques heures, et on la prépare comme si elle n'avait pas été salée.

Soupe.

La soupe, nourriture la plus commune dans la province et dans l'armée, est, sans nul doute, le mets le plus sobre, le plus sain, le plus nourrissant et le moins coûteux ; il est donc indispensable d'en faire son plat le plus ordinaire. La soupe peut se faire au beurre, au lard, à la graisse, à l'huile, etc.

Soupe à l'ail.

Coupez du pain par tranches minces dans une soupière, mettez de l'huile d'olive, d'œillette, de navette, etc., poivre, sel, et versez dessus de l'eau houillante, dans laquelle vous écraserez une tête d'ail par personne. Laissez tremper et servez.

Soupe à l'oignon.

Faites fondre du beurre ou de la graisse dans une poêle, coupez un oignon par tranches, faites frire ; ajoutez une forte pincée de farine ; laissez roussir jusqu'au dernier degré de couleur ; ajoutez eau nécessaire et sel. Après 5 minutes d'ébullition, versez sur du pain coupé par tranches.

Soupe à l'oignon sans oignon.

Faites fondre de la graisse dans une poêle ; prenez des tranches de pain, que vous ferez fortement roussir ; ajoutez eau nécessaire, sel, et versez sur votre pain coupé par tranches.

Soupe à l'extrait de viande.

Mettez dans une casserole de l'eau, avec sel et légumes conservés ; faites cuire doucement, et ajoutez, avant de tremper, une 1/2 cuillerée à café par personne d'extrait de viande.

Soupe julienne.

Coupez en petits filets carottes, navets, poireaux, céleri, oignons, etc.; faites cuire à moitié avec du beurre ou de la graisse et sel, mouillez d'une cuillerée d'eau ; achevez de faire cuire en ajoutant l'eau nécessaire ; trempez comme pour la soupe à l'oignon.

Soupe de rempart.

Mettez du pain coupé par tranches dans une casserole ; versez du vin et faites fortement chauffer sans bouillir ; ajoutez sucre et canelle.

TABLE

8879. — Paris, imprimerie JOUAUST, rue Saint-Honoré, 338.

EN VENTE A LA MÊME LIBRAIRIE

L'Égypte et le Canal de Suez, par Mme la Comtesse Drohojowska. In-12............ 1 50

Cet ouvrage, d'un auteur très-connu, après avoir esquissé à grands traits les souvenirs de l'Égypte ancienne, retracé les faits historiques de l'Égypte moderne, raconté la vie d'Ismaïl-Pacha, donne l'historique le plus complet et le plus fidèle sur cette entreprise gigantesque qui étonne le monde par ses résultats et ses succès.

Ce livre se recommande donc aux personnes qui s'intéressent à ce pays et à cette entreprise.

Le Roman d'une Matérialiste, par Paul Bazouge. In-12. 2 »

Ce volume, œuvre aimée d'un Breton au cœur chaud, à la plume vaillante, à la foi robuste et noble, est une peinture vigoureuse et ferme, d'un caractère trop peu étudié, et qu'on rencontre souvent dans le monde : la femme matérialiste, sensuelle, luxueuse, etc., qui, suivant les errements de son éducation, oublie le devoir, la poésie... de l'intérieur, pour contenter sa vanité, ses plaisirs, etc.

POUR PARAITRE PROCHAINEMENT

Le Manuel des Bibliophiles, ouvrage bibliographique destiné à faire suite au *Manuel du libraire*, etc. de M. Brunet.

Le Siége de Paris, par A. L... de Croiziac, etc.

Cet ouvrage donnera fidèlement tous les faits, épisodes, que la défense merveilleuse de Paris recommande à l'attention et à l'admiration de l'univers.

On trouve à la Librairie un choix d'ouvrages anciens, rares et curieux etc.

8879 — Paris, Imprimerie Jouaust, rue Ssint-Honoré, 338.